DU

MAL DES CONFISEURS

ONYXIS ET PÉRIONYXIS PROFESSIONNELS

PAR

LE DOCTEUR HENRI CHAUSSENDE

Ancien Externe des Hôpitaux de Lyon

LYON

TYPOGRAPHIE ET LITHOGRAPHIE J. GALLET

2, Rue de la Poulaillerie, 2

—

1889

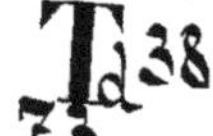

DU

MAL DES CONFISEURS

Onyxis et périonyxis professionnels

DU

MAL DES CONFISEURS

ONYXIS ET PÉRIONYXIS PROFESSIONNELS

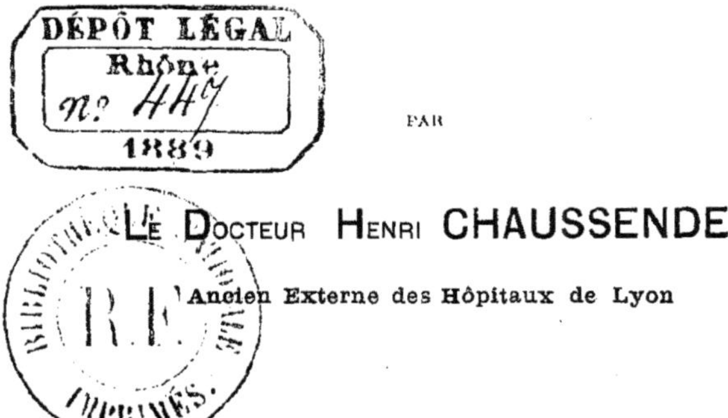

PAR

LE DOCTEUR HENRI CHAUSSENDE

Ancien Externe des Hôpitaux de Lyon

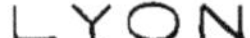

LYON

TYPOGRAPHIE ET LITHOGRAPHIE J. GALLET

2, rue de la Poulaillerie, 2.

1889

DU

MAL DES CONFISEURS

Onyxis et périonyxis professionnels

INTRODUCTION

Le 22 janvier 1881, M. le Professeur Poncet envoyait à l'Académie de Médecine un pli cacheté contenant une communication sur une variété d'onyxis professionnel propre aux confiseurs, affection non décrite jusqu'à ce jour et dont l'étude était basée sur quatre observations personnelles. En mars 1889, M. le Docteur Albertin, prosecteur à la Faculté, publiait une note sur le *Mal des confiseurs* (1), en relatant la première observation de M. le Professeur Poncet et une autre observation personnelle. Ces deux observations sont les seules qui aient été publiées. Nous avons réuni les quatre premières observations

(1) Dr Albertin. Note sur le « Mal des Confiseurs », *Gazette hebdomadaire*, mars 1889.

recueillies par M. le Professeur Poncet en 1881, quatre autres dues à M. le Docteur Albertin et enfin quelques observations personnelles. C'est sur ces documents que nous avons établi notre thèse inaugurale.

Notre excellent maître, M. le Professeur Poncet, chirurgien-major de l'Hôtel-Dieu de Lyon, a bien voulu nous remettre ses observations et les documents qu'il avait recueillis sur cette intéressante question de pathologie professionnelle.

En nous fournissant le sujet de notre thèse, en nous permettant d'utiliser le fruit de son remarquable talent d'observation, M. le Professeur Poncet a acquis tous droits à notre reconnaissance. Nous nous faisons un devoir de le remercier en plaçant notre travail sous son patronage autorisé.

Nous remercions vivement M. le Professeur Lacassagne d'avoir bien voulu s'intéresser à notre étude et d'avoir, en l'absence de M. le Professeur Poncet empêché, accepté la présidence de notre thèse.

M. le Docteur Albertin, prosecteur à la Faculté, nous a communiqué plusieurs observations inédites, nous a aidé de ses conseils; nous le prions de croire à notre vive gratitude.

CHAPITRE PREMIER

Considérations générales. — Aperçu anatomique

Depuis les travaux de Tardieu (1) et de Maxime Vernois (2) sur les altérations professionnelles des ongles et des extrémités digitales, on a recueilli un grand nombre d'observations qui sont venues augmenter la liste de ces lésions propres à telle ou telle corporation d'ouvriers. Depuis cette époque, en effet, l'attention a été attirée sur les avantages nombreux et importants que le médecin pouvait tirer de cette étude au triple point de vue de la clinique, de l'hygiène et de la médecine légale.

Nous n'avons pas la prétention dans ce court avant-propos de faire une revue de toutes les lésions signalées du côté des doigts, ayant un caractère professionnel, pouvant varier à l'infini suivant les diversités des manipulations.

Nous tenons cependant à citer une thèse inspirée par M. le professeur Lacassagne, la thèse de M. Villebrun (3) où nous trouvons signalée une quantité notable d'altéra-

(1) Tardieu. *Annales d'hygiène* 1849.

(2) Maxime Vernois. *Annales d'hygiène* 1862.

(3) Villebrun. Des ongles au point de vue médico-légal. Th. Lyon 1883.

tions professionnelles portant soit sur les ongles soit sur les tissus péri-unguéaux.

Nous citerons seulement les colorations professionnelles, la nature des substances étrangères logées autour des ongles, l'excès de développement, l'usure et l'érosion des ongles; voilà autant de conditions qui donnent à certaines mains un caractère particulier.

Citons spécialement l'ongle des teinturiers (ouvriers lyonnais) des chapeliers, etc.

Les caractères portant soit sur la coloration soit sur la forme permettent de les distinguer, et outre l'intérêt qu'offre la pathogénie de leurs altérations il y a là un élément important de reconnaissance en médecine légale. La connaissance exacte de ces différentes conditions pourra être pour le médecin de la plus grande utilité.

En étudiant l'affection dite mal des confiseurs, nous avons cherché à faire l'histoire de toute une série de lésions spéciales à une catégorie d'ouvriers, relatives à certaines manipulations et nous serons heureux si nous avons pu ajouter un nouveau chapitre à la pathologie unguéale professionnelle déjà si riche en documents.

Avant d'aborder l'étude de notre sujet nous croyons devoir donner en quelques lignes un aperçu anatomique de la région sur laquelle nous allons voir s'implanter les lésions dont nous aurons à faire la description, c'est-à-dire l'ongle et la région péri-unguéale. Nous avons trouvé dans la thèse de M. Villebrun la plupart des notions anatomiques qui nous étaient nécessaires et que nous avons en quelques points seulement un peu développées.

On peut diviser la phanère unguéale en trois portions, une postéro-latérale ou racine, une partie moyenne ou corps

de l'ongle et enfin une partie libre en rapport avec l'extrémité digitale. D'après M. Arloing on doit considérer comme
appartenant à la racine de l'ongle toute la partie qui correspond à la région moyenne du pli cutané qui recouvre
l'ongle et la portion blanchâtre ou lunule qui, sous forme
de croissant. occupe la partie postérieure.

La racine de l'ongle se continue en avant avec le corps
de l'ongle, et du côté de la base d'implantation elle s'amincit, se termine par un bord festonné peu adhérent aux
tissus dermiques qui l'entourent. Entre la racine et le bord
libre se trouve compris le corps de l'ongle. La face superficielle est convexe. lisse. polie, offrant quelques stries
longitudinales ; la face profonde au contraire est concave et
creusée de dépressions longitudinales qui correspondent aux
stries légères de la face superficielle. La coloration du corps
de l'ongle est rosée ; elle est le résultat de la transparence
de l'ongle qui permet de voir la coloration du derme sous-
jacent.

La partie libre de l'ongle présente une coloration blanchâtre plus ou moins mate. Ce bord libre s'avance plus ou
moins sur l'extrémité digitale, et la limite de son adhérence
au lit de l'ongle est plus ou moins reculée suivant les sujets.
L'angle dièdre résultant de l'union de la portion libre à
l'extrémité digitale ou pulpe du doigt a reçu de M. le professeur Renaut le nom d'angle de l'ongle. Cet angle peut
être plus ou moins étendu suivant que l'ongle a dans sa
croissance dépassé l'extrémité du doigt ou que le sommet
de l'angle est reporté par décollement de l'ongle plus en
arrière sur le lit unguéal.

Nous arrivons à parler des tissus péri-unguéaux offrant

un grand intérêt pour nous, car comme on le verra plus tard, c'est beaucoup sur eux que portent les modifications que nous aurons à décrire. L'ongle est en rapport avec une portion cutanée assez étendue dermo-épidermique, en certains points, dermique seulement en d'autres. On peut diviser le derme unguéal en deux parties : derme sus-unguéal, et derme sous-unguéal. L'épiderme recouvrant la face superficielle du derme sus unguéal offre une structure normale ; on y trouve une zone cornée et un stratum de Malpighi identiques à ceux que l'on rencontre ailleurs. Dans le point où l'ectoderme se réfléchit pour venir se rencontrer avec la racine de l'ongle, et constituer ainsi le manteau de l'ongle. la couche cornée présente un épaississement brusque pour devenir ensuite très mince et disparaître même au niveau de la matrice unguéale, où l'on constate en même temps une disparition du stratum granulosum du corps muqueux de Malpighi.

Le derme sus-unguéal en se réfléchissant perd ses glandes, ses corpuscules du tact, tandis que ses papilles deviennent plus petites et exclusivement vasculaires.

Le sillon formé par la réunion du derme sus-unguéal et du derme sous-unguéal. a reçu le nom de rainure un-guéale ; sa partie médiane jointe à la surface sous-jacente à la lunule constitue la matrice de l'ongle.

Nous croyons qu'il est bon de dénommer la portion libre du revêtement cutané périphérique à l'ongle. aussi proposons-nous de lui donner le nom de *sertissure dermo-épidermique* ; cette portion là nous intéresse surtout.

Nous n'insisterons pas davantage sur les détails de l'anatomie de cette région, nous avons seulement voulu faire une division topographique en quelque sorte de l'ongle et des tissus péri-unguéaux, pour qu'il nous fût plus facile de localiser à telle ou telle partie les différentes modifications pathologiques que nous allons bientôt avoir à passer en revue.

Nous diviserons notre travail comme un chapitre de pathologie en adoptant la division classique, étiologie, pathogénie, symptômes, diagnostic, pronostic, prophylaxie et traitement.

Dans la dernière partie de notre thèse on trouvera les observations qui nous ont permis d'établir notre travail

Enfin en dernier lieu nous avons fait reproduire un dessin représentant un doigt type de confiseur où les lésions paraissent avoir atteint leur maximum de développement.

CHAPITRE II

Etiologie. — Fréquence

Depuis longtemps on a signalé l'influence fâcheuse du sucre sous forme liquide ou sous forme de poussière, sur la santé des ouvriers chargés de sa manipulation. C'est surtout par la production d'accidents locaux que se manifeste son action. Nous trouvons, signalée par Layet (1) la fréquence des éruptions eczémateuses chez les raffineurs. « Elles sont, dit-il, dues au dépôt sur la peau de particules de sucre ou de mélasse répandues en grande abondance dans l'atmosphère des salles de cristallisation ou bien encore au mauvais état des voies digestives. »

Des lésions analogues avaient été signalées par Fredet, en 1870 (2). MM. Remy et Broca (3) ont de nouveau. en 1880, repris l'étude de ces affections professionnelles en publiant, dans la *Revue de chirurgie*, un mémoire sur l'ecthyma des raffineurs.

(1) Layet, *Hygiène des professions et des industries*, Paris, 1875.

2) Fredet, 1869-1870. *Dict. encyclop. sc. méd.* Art. sucreries. p. 629.

(3) Remy et Broca. Sur l'ecthyma des raffineurs. *Revue de chirurgie*, 1880.

Nous venons, aujourd'hui, attirer l'attention sur l'action,
soit du sucre, soit des sucs des fruits sur les extrémités digitales des ouvriers confiseurs; nous y avons constaté des
lésions à rapprocher des diverses affections professionnelles
déjà observées chez ces ouvriers.

Les recherches auxquelles nous nous sommes livré, les
quelques enquêtes que nous avons faites dans les ateliers
de confiserie nous ont permis d'établir que parmi les ouvriers confiseurs, un certain nombre sont atteints d'onyxis
et de péri-onyxis.

C'est chose banale, aujourd'hui, que de rappeler qu'un
grand nombre d'ouvriers confiseurs présentent des altérations dentaires très accusées. Ce sont ceux qui travaillent
dans les ateliers où se fabriquent les bonbons et les dragées.
Les ouvriers eux-mêmes attirent votre attention sur ce fait,
et l'examen de leur mâchoire confirme bien vite l'exactitude
de leur assertion. Les dents sont cariées, brisées, elles s'ef-
fritent, tombent par fragments.

Ces altérations sont dues, suivant eux, à la poussière de
sucre qui incrustent les dents, les gencives, et le contact
de ces substances fermentescibles altère l'émail d'abord et
l'ivoire ensuite. Ces lésions ont, d'ailleurs, été l'objet de
nombreuses descriptions. Nous ne faisons que les rappeler
à titre de citation.

Revenons aux lésions que nous avons observées du côté
des doigts. Un certain nombre d'ouvriers en sont atteints ;
ce sont ceux qui sont préposés à la fabrication des fruits
confits et des marrons glacés. Cette fabrication a lieu en
toute saison, soit pour les fruits de la région, soit pour les
fruits exotiques.

En hiver, on prépare surtout les cédrats, les oranges;

pendant l'été, les fruits de la région : cerises, abricots, pêches. prunes, etc. A certaines époques la fabrication présente un peu moins d'activité. mais au moment de la récolte maxima de fruits, il y a ce que les ouvriers appellent le *coup de feu*, c'est à-dire que, pendant plusieurs mois, ils travaillent la longue journée et sans perdre un seul instant

C'est à ce moment que les diverses modifications que nous étudierons du côté des doigts atteignent leur maximum de développement.

Il est indispensable pour déterminer les causes de l'affection qui nous occupe, de passer en revue les diverses manipulations imposées aux ouvriers par les exigences de leur fabrication. Nous chercherons alors à fixer quelles sont les opérations que nous sommes en droit d'incriminer au point de vue étiologique.

Voyons donc quels sont les différents temps de cette préparation :

Les fruits ayant été dépouillés soit de leur enveloppe, par décortication, (noix, oranges). ou de leur pelure, sont remis à l'ouvrier qui va procéder alors à la première opératon, celle du *blanchiment*.

Pour ce faire, il verse sur les fruits, placés dans des bassines, de l'eau bouillante. Lorsque cette eau, à température élevée, a agi quelques instants, on l'enlève et on verse alors dans la bassine de l'eau froide. Les fruits sont alors retirés des bassines avec les mains et placés dans des égouttoirs.

La seconde manipulation consiste à placer les fruits dans des bassines pleines de sirop de sucre. On leur fait subir là une première imprégnation en les laissant macérer plusieurs heures. Ensuite on procède à la cuite, c'est-à-

dire qu'on fait passer les fruits dans du sirop de sucre porté
à une haute température.

Après quelque temps de cuisson, on verse dans les bassines et on laisse refroidir. Avant de faire la cuite, il arrive
très fréquemment aux ouvriers de tremper un doigt dans
le sirop pour reconnaître s'il est à une température suffisante.

Lorsque le liquide est refroidi, l'ouvrier plonge alors les
mains, et surtout la main droite, dans la bassine, soit
pour retirer les fruits, soit pour les choisir, en faire le
triage, suivant leur volume ou leur aspect. On les place
alors à l'égouttoir, puis au séchoir pour remplir les indica-
tions différentes, suivant les variétés de fruits, ou pour ob-
tenir la cristallisation de la couche périphérique.

La préparation des marrons glacés se fait d'une façon
analogue ; il y a cependant une seconde décortication à
pratiquer après avoir versé de l'eau bouillante sur ces
fruits pour soulever la dernière enveloppe qui les recouvre.
Les ouvriers incriminent volontiers cette manipulation et
et considèrent l'eau de châtaignes comme très irritante. En
outre ces fruits ayant été imprégnés de sirop de sucre exi-
gent une grande délicatesse dans le maniement et il est
indispensable que l'ouvrier se serve de sa main pour en
terminer la préparation.

On voit que dans le cours de son travail l'ouvrier plonge
fréquemment les mains dans les bassines contenant les
ruits. Aux deux temps de l'opération ses doigts sont bai-
gnés tout d'abord dans l'eau qui, au contact des fruits, s'est
chargée d'une certaine quantité de leurs sucs ; en second
lieu par le sirop de sucre dans lequel se fait la dernière
imprégnation.

On peut donc retenir comme cause pouvant amener des phénomènes inflammatoires du côté des tissus péri-unguéaux et des altérations des ongles le fait de la macération prolongée des doigts dans des liquides irritants, eau chargée de sucs des fruits ou sirop de sucre.

Le travail mécanique imposé à la main, le frottement des extrémités des doigts sur les parois des vases jouent aussi un rôle très important.

Les traumatismes répétés agissent soit sur l'ongle soit sur l'extrémité de la pulpe digitale.

Nous retenons donc comme causes occasionnelles de l'affection l'action mécanique des manipulations et l'influence des liquides sur les extrémités digitales ; nous essayerons en étudiant la pathologie des lésions produites de déterminer aussi exactement que possible le rôle de ces différentes causes et l'action intime des derniers agents irritatifs.

Puisque nous venons d'étudier les causes directes de l'affection nous devons nous demander s'il n'y a pas de causes prédisposantes. Quand bien même nous nous trouvons en présence d'une maladie d'origine professionnelle, il est logique de rechercher si les conditions de santé, de tempérament de l'ouvrier, ses antécédents pathologiques peuvent jouer un rôle dans l'apparition des lésions spéciales.

Etant donné que l'affection est caractérisée par des altérations des ongles, des tissus péri-unguéaux, il est intéressant de voir si les antécédents herpétiques favorisent la production de l'onyxis professionnel des confiseurs. .

En nous reportant à nos observations, nous voyons que les différents observateurs, soit M. le professeur Poncet, soit M. le Dr Albertin, soit nous-même, se sont préoccupés de cette condition étiologique.

D'une façon générale, nous ne trouvons pas d'antécédents herpétiques signalés.

Ainsi dans l'observation I nous trouvons : pas d'antécédents syphilitiques ni dartreux ; le malade n'a jamais eu aucune éruption. Dans l'observation II : pas d'antécédents herpétiques ni syphilitiques. Dans l'observation III : pas d'antécédents herpétiques, etc., etc.

Comme on le voit aucun de nos malades ne nous a signalé dans ses antécédents la présence d'une éruption diathésique quelconque, eczéma, psoriasis, etc. Il ne nous est donc pas permis de conclure; nous pouvons simplement constater que dans les cas soumis à notre observation, l'herpétisme n'a joué aucun rôle et que l'absence de toute éruption antérieure n'a pas paru influencer l'apparition de lésions professionnelles. Peut-être qu'en faisant une statistique portant sur un plus grand nombre d'observations, on pourrait confirmer cette notion qui nous paraît acquise que le fait d'être sujet à des éruptions diathésiques prédispose le malade à des éruptions de cause externe d'où une prédisposition possible chez les ouvriers confiseurs herpétiques à avoir de l'onyxis professionnel. Les autres diathèses ne nous paraissent pas devoir influencer soit l'apparition soit l'évolution de l'affection que nous étudions.

Cette affection professionnelle est-elle fréquente? Tous les ouvriers confiseurs en sont-ils atteints? Nous avons visité un certain nombre d'ateliers de confiserie et réuni des documents qui, ajoutés aux observations prises antérieurement, nous ont permis d'établir quelques conclusions à ce sujet.

Tout d'abord dans un atelier de confiserie un certain nombre d'ouvriers seulement sont préposés à la fabrication des fruits confits, de un à trois ou quatre, suivant l'importance de la maison. Les autres ouvriers se livrent à des manipulations diverses ayant trait à d'autres branches de cette industrie.

De ce que nous avons vu. nous pouvons avancer que tout ouvrier se livrant aux manipulations qui ont trait à la préparation des fruits présente à un degré plus ou moins accusé les lésions que nous avons signalées.

C'est ainsi que dans tous les ateliers nous avons trouvé soit un, soit deux, soit trois ouvriers atteints d'onyxis ou présentant les traces d'onyxis ancien ou encore les symptômes d'onyxis au début. M. le professeur Poncet a pris deux observations dans chacun des deux ateliers qu'il a visités Dans l'atelier B..., avenue de Saxe nous avons recueilli trois observations. trois autres dans l'atelier Riv., rue Tronchet.

Dans un seul atelier Nog...à la Guillotière, nous n'avons pu recueillir qu'une observation rétrospective pour la raison suivante : Le patron de l'atelier, dont nous citons en quelques lignes l'observation à la fin de notre thèse, ayant été atteint de lésions du côté des doigts, alors qu'il était ouvrier. a modifié le manuel opératoire de sa fabrication de façon à mettre les ouvriers à l'abri de cette complication qui selon lui est très gênante pour le travail.

Nous n'avons pas poussé plus loin nos recherches statistiques, mais nous sommes persuadés que les lésions que nous signalons sont corrélatives au genre de travail imposé à cette catégorie d'ouvriers confiseurs et qu'elles sont le résultat des diverses manipulations auxquelles ils se livrent.

On pourra nous reprocher de n'avoir pas cherché des documents dans les autres grands centres de fabrication tels que Clermont, Montpellier, etc. Nous avons seulement eu l'intention de décrire une affection spéciale en bornant notre travail d'observation et de statistique à la région lyonnaise.

CHAPITRE III

___

Pathogénie

En étudiant les causes qui président à l'apparition des lésions dont nous avons à faire l'exposé nous avons incriminé les diverses opérations pratiquées par les ouvriers et les substances avec lesquelles leurs doigts sont fréquemment en contact. Nous allons maintenant essayer de déterminer quelle est la part de ces causes diverses et surtout quel est leur mode d'action.

Afin de mener à bien cette étude, nous devons établir une division qui nous permettra d'étudier séparément les conditions pathogéniques de l'affection.

Nous avons cru devoir grouper les faits à incriminer sous trois formes.

1° Les manipulations et leur action mécanique.

2" La macération des doigts dans des liquides à température variée.

3° La nature du liquide (sucs des fruits, sirop de sucre).

Etudions le mode d'action de la première chose incriminée. Nous avons montré en quoi consistent les *manipulations* L'ouvrier plonge fréquemment les mains dans les bassines pour en retirer les fruits en macération. Pour arriver à ce but, il incurve la main en forme de cuiller, de façon à saisir et à retenir le plus grand nombre de fruits possible

En outre en plongeant les mains jusqu'au fond des récipients les extrémités des ongles et des doigts vont buter contre ce fond. De ces différents traumatismes, frottement de la face dorsale des ongles sur les parois des vases, chocs répétés des extrémités digitales sur le fond, il résulte des modifications et de l'ongle et de la pulpe digitale. Par ce frottement répété la face dorsale de l'ongle subit une sorte d'usure progressive. En outre à la suite de ces heurts fréquents, le bord libre se casse, se fendille, s'use irrégulièrement. Sur certains doigts il semble qu'on ait enlevé d'un coup de tranchant un segment de l'extrémité digitale portant à la fois sur l'extrémité de l'ongle et sur la pulpe.

L'action mécanique ne s'exerce pas seulement sur la face dorsale de l'ongle mais aussi sur la même région du derme sus-unguéal qui est contus fréquemment et retroussé plus ou moins violemment jusqu'à arriver au déchaussement de l'ongle en cette partie.

Si ce que nous avançons au point de vue de l'action mécanique de ces traumatismes répétés est exact, nous devons en trouver une preuve dans le fait suivant qu'il nous restera à justifier : ce sont les doigts les plus exposés aux traumatismes qui doivent être le plus lésés. Les lésions doivent donc être plus accusées du côté des doigts les plus longs et les plus actifs, c'est-à-dire du médius, de l'annulaire et du pouce. En se reportant à nos observations il sera facile de se convaincre de l'exactitude de notre interprétration et de constater que de tous les doigts, ceux qui sont les premiers lésés sont en premier lieu le médius qui est le doigt le plus long, puis l'annulaire et enfin le pouce qui est le plus actif. Non seulement l'affection débute par ces doigts, mais c'est encore sur eux qu'elle évolue avec le plus de rapidité; c'est sur eux qu'elle atteint son maximum de développement.

Nous avons, dans l'observation V, un exemple typique de début par le médius, où les lésions sont, d'ailleurs, plus accentuées, et le malade lui-même nous a fourni des explications de cette prédominance des lésions à ce niveau.

Nous pensons avoir montré que c'est de cette manière que se produisent les altérations de l'ongle tout à fait au début. L'intervention d'autres facteurs pourra amener d'autres lésions, mais cette première cause agira encore pour les aggraver.

Nous avons noté, en second lieu, la *macération prolongée des doigts dans des liquides à températures variées.* C'est chose bien connue que le contact prolongé, même de l'eau pure, froide ou chaude, produit des altérations de l'épiderme et des lésions intéressant l'épaisseur tout entière du tégument.

Rappelons l'eczéma des blanchisseuses, qui est le type de ces éruptions produites par le contact presque permanent des liquides.

L'ouvrier confiseur plonge fréquemment les mains, soit dans l'eau pure, soit dans des liquides irritants, sur l'action desquels nous aurons à revenir.

Si on remarque que par le fait du traumatisme. il se crée du côté de l'ongle et de la région péri-unguéale une sorte de *locus minoris resistentiæ*, on concevra facilement que c'est sur ce point où l'épiderme et la sertissure péri-unguéale vont rapidement s'entamer, que l'action irritante des liquides se fera sentir.

Les ouvriers confiseurs manient peu de liquides à température élevée, cependant il leur arrive fréquemment de tremper leurs doigts dans les bassins de sirops pour juger du degré de chaleur ou de refroidissement du liquide qui est alors toujours plus ou moins chaud.

Il y a là une action irritative incontestable par le fait du contact prolongé des doigts avec des liquides chauds ou froids.

Cette action devient bien plus évidente et prend alors une toute autre importance si on examine quelle est la *nature des liquides irritants*. C'est sur ce troisième point que nous voulons surtout attirer l'attention, c'est là le point capital dans l'interprétation des conditions pathogéniques qui président à l'apparition et à l'évolution de l'affection.

Revenons à la division que nous avons établie dans la série des opérations.

Dans une première manipulation l'ouvrier plonge les mains dans des bassins ou macèrent les fruits arrosés d'eau froide (opération du blanchiment). Quel est le liquide résultant de ce lavage de fruits? Nous l'avons examiné au point de vue de ses réactions chimiques. C'est une dilution du suc des fruits dont il rappelle la saveur. Pour tous les fruits, excepté pour les marrons, il donne les caractères d'un liquide *acide*; c'est-à-dire qu'il rougit le papier de tournesol.

Nous avons pris du liquide après arrosage de différents fruits, cédrats, chinois, poires, cerises, abricots, etc., nous avons toujours constaté que le papier de tournesol rougissait immédiatement au contact de ce liquide.

Il nous a suffi de constater la réaction acide de ces liquides ; nous n'avons pas cherché à déterminer d'une façon plus précise quel était l'acide dilué. Nous rappelons seulement que dans presque tous les fruits il existe l'acide malique, dans les pommes, les prunes, les prunelles, etc.

Dans d'autres fruits on trouve de l'acide citrique, dans les oranges, les citrons, les groseilles, etc.

Si l'on tient compte de ce fait que toute solution d'un acide même à une grande dilution, peut avoir une action légèrement caustique ou tout au moins irritante; on comprendra qu'il n'est pas inutile d'insister sur les caractères de ce liquide qui résulte de la première macération des fruits dans l'eau. Les ouvriers d'ailleurs déclarent que son contact est désagréable et amène de la cuisson des doigts ; ils incriminent surtout le suc acide des prunes.

L'eau de châtaignes ne nous a pas donné de réaction acide, au contraire le papier de tournesol est ramené au bleu, action due probablement à la présence de bases solubles ; nous n'avons pas poussé plus loin nos recherches à ce sujet.

Le contact prolongé des extrémités des doigts avec ce liquide où se trouve des acides dilués amène par une action irritative presque continue une inflammation de la région péri-unguéale, comme il se produit là des éraillures de l'épiderme, le liquide s'insinue sous la sertissure cutanée de l'ongle et provoque les altérations qui caractérisent le début de l'onyxis et du périonyxis.

Une preuve de l'action évidente de ces liquides acides c'est la douleur vive qu'éprouvent les ouvriers au niveau des régions péri-unguéales lorsqu'ils y plongent les mains.

Dans cette étude de la nature des liquides utilisés dans

les manipulations, nous avions établi une division ; nous venons d'étudier les dilutions acides des sucs de fruits, il nous reste à examiner quelle peut être l'action du second liquide employé, c'est-à-dire le sirop de sucre.

Nous avons, dans le chapitre de l'étiologie, montré qu'il était presque indispensable que la main de l'ouvrier fut en contact direct avec ces sirops ou avec les fruits imprégnés de sucre. C'est encore l'ongle et la région péri-unguéale qui vont avoir le plus à souffrir de ces corps étrangers. Le sirop de sucre s'insinue dans toute la rainure péri-unguéale, surtout lorsqu'il commence à y avoir un peu de déchaussement de l'ongle. Il cristallise, se dessèche en restant adhérent aux tissus qu'il imprègne. Dans l'angle de l'ongle, sous l'ongle soulevé soit du côté du bord libre, soit du côté des parties latérales, se glissent des particules sucrées qui sont difficilement délogeables et restent là à demeure. Ainsi, premier fait à noter : le sirop de sucre imprègne l'ongle, la région péri-unguéale, l'angle de l'ongle et y séjourne en se desséchant, en cristallisant.

Le sucre a-t-il action directe sur les éléments anatomiques avec lesquels il est en contact. MM. Remy et Broca, étudiant l'ecthyma des raffineurs (1) donnent l'interprétation suivante de l'action du sucre. Ils commencent par rappeler qu'il existe chez les diabétiques des éruptions diverses, qui ont très certainement un rapport avec l'affection générale, qui paraissent dues à la saturation de l'organisme par le sucre. Comment agit le glycose dans ce cas ? N'est-il pas une cause de mort locale des éléments anatomiques avec lesquels il se trouve uni.

(1) Remy et Broca. *Revue de chirurgie*, 1885.

Il est fort possible, disent les auteurs que nous avons cités, que l'imprégnation de ces éléments par un plasma chargé de sucre les fasse périr. Reportant cette interprétation à ce qui se passe chez certains ouvriers sur le tégument desquels le sucre est directement appliqué, on peut se demander si cette action désorganisatrice ne peut pas s'opérer quand bien même le sucre arrive au contact des tissus par la voie externe. Fredet, Layet, Remy et Broca ont tous signalé la fréquence chez les raffineurs d'éruptions furonculeuses ou ecchymateuses qui se rencontrent aussi très fréquemment chez les diabétiques. Nous avons cité cette interprétation car nous pensons que dans la question qui nous occupe, il faut tenir compte de l'action mortifiante du sucre en solution à la suite de l'imprégnation de l'ongle. Cette influence est en outre, pensons-nous, singulièrement accrue par des phénomènes de fermentation qui peuvent se passer aux dépens des particules de sucre logées sous l'ongle, sous le manteau de l'ongle. Ces cristaux de sucre sont unis à des substances organiques impures, fragments de fruits, suc des fruits ; la réunion de pareils éléments à l'agent fermentescible par excellence, le sucre, produit une série de fermentations dont l'action réactionnelle se fait sentir sur les tissus voisins en faisant dévier leur processus régulier d'accroissement, en produisant soit des phénomènes de nécrobiose, soit des phénomènes inflammatoires. A la suite de l'action prolongée du sucre apparaissent sous les bords de l'ongle ces plaques, noirâtres, dues à l'opacité de l'ongle annonçant des modifications ultérieures plus accusées. Au-dessous de la sertissure dermo-épidermique, l'action irritante du sucre va enflammer la matrice unguéale, produire rapidement l'infiltration œdémateuse du derme sus-unguéal sous forme de bourrelet. en un mot le déchaussement de l'ongle.

En quittant son travail l'ouvrier se lave très imparfaitement les mains et conserve du sirop de sucre dans les anfractuosités siégeant sous l'ong!e et sur le pourtour de l'ongle. Le travail de fermentation se fait lentement sans que rien ne vienne le troubler.

Certains malades accusent des douleurs nocturnes très vives, au niveau des ongles; peut-être y a-t-il un rapport entre l'apparition de ces douleurs nocturnes et l'action sur les tissus malades des combinaisons chimiques résultant de la fermentation.

Nous pensons avoir montré le mécanisme de production des lésions aboutissant à l'onyxis et au périonyxis des ouvriers confiseurs : Pour résumer notre étude et rappeler ce que nous disions au début de ce chapitre nous dirons : Les lésions unguéales et péri-unguéales paraissent apparaître et évoluer sous une triple influence : 1° l'action mécanique des manipulations ; 2° l'action des liquides acides résultant de la macération des fruits dans l'eau; 3° l'action du sucre dissous dans les sirops.

CHAPITRE IV

Symptomatologie.

L'étude que nous venons de faire des conditions étiologiques et pathogéniques de l'affection dont il nous reste à exposer les symptômes, va nous permettre de suivre pas à pas l'installation et le développement des lésions Nous allons essayer de faire assister le lecteur aux phénomènes du début pour donner ensuite une description de l'affection arrivée à son plus haut point d'évolution.

Au bout de quelque temps de travail (et cette période de début a une durée variable suivant l'activité déployée·, la nature des fruits, la fréquence des manipulations, l'ouvrier confiseur présente du côté des régions péri-unguéales, de petites érosions de la sertissure épidermique de l'ongle.

A la suite de ces érosions et du contact incessant avec les liquides irritants employés, soit le suc des fruits. soit les sirops, on voit apparaître quelques phénomènes inflammatoires aigus ou le plus souvent sub-aigus. A ce moment existent un peu de rougeur, un gonflement léger de la région péri-unguéale, une douleur modérée. Peu à peu ces phénomènes inflammatoires font le tour de l'ongle, assez rapidement même et envahissent la matrice unguéale.

L'ongle commence à se détacher sur les parties latérales et à son extrémité libre sous le bord de laquelle se logent les liquides acides des fruits ou du sirop de sucre refroidi et cristallisé. Il s'établit simultanément et parallèlement des lésions de l'ongle qui prend une teinte noirâtre, perd son poli habituel, devient inégal, rugueux et cassant. Ces symptômes du début s'accompagnent de phénomènes subjectifs peu marqués. Tout au plus l'ouvrier ressent-il une démangeaison légère, mais continue ; cependant plusieurs nous ont fait remarquer qu'il se produisait pendant la nuit une sorte d'exaspération de ce prurit douloureux, assez forte pour interrompre leur sommeil. C'est très probablement sous l'influence de la chaleur qu'apparaît cette douleur vive. Pour l'atténuer, les malades mettaient les mains hors du lit, ou encore trempaient les doigts dans l'eau froide.

Cette douleur localisée aux extrémités digitales augmente lorsque l'ouvrier se remet au travail. C'est alors une cuisson vive qui cependant s'atténue au bout de quelques instants, la sensibilité de la région s'émoussant peu à peu. On voit qu'en résumé les symptômes du début sont un peu de gonflement péri-unguéal, un état rugueux de l'ongle, une cuisson assez vive au moment du travail, quelques douleurs nocturnes dans les extrémités des doigts ; ces phénomènes ne sont pas au point de vue subjectif suffisamment importants pour empêcher l'ouvrier de continuer son travail.

Cependant si pour une raison quelconque il cesse de se livrer aux manipulations habituelles ou est appelé à un travail différent, les lésions que nous avons signalées régressent assez rapidement. Elles se terminent par résolution ; les symptômes subjectifs disparaissent rapidement et au bout de deux à trois mois environ les extrémités des doigts ont repris leur aspect normal.

Si au contraire le malade n'éprouve qu'une douleur modérée, supportable, il continue à plonger les mains dans les bassins contenant les fruits et les sirops On voit alors les lésions évoluer et prendre un aspect de plus en plus caractéristique.

Les phénomènes inflammatoires augmentent et se traduisent alors par des modifications notables du côté des tissus péri-unguéaux. Les éraillures de l'épiderme se creusent ; il survient fréquemment de petits abcès indolents qui se vident sur le pourtour de l'ongle.

On voit bientôt apparaître dans la région péri-unguéale, une tuméfaction très apparente, formant une sorte de *bourrelet en croissant* à pointes s'effilant sur les parties latérales de l'ongle. Cette tuméfaction correspond à la région occupée par la matrice unguéale. Les différentes portions dermo épidermiques qui enchâssent l'ongle ne participent pas également à la formation de ce bourrelet. C'est surtout aux dépens du derme sus-unguéal, à la racine de l'ongle, qu'il se développe. Les tissus au niveau de cette saillie sont le siège d'un œdème dur et présentant une sensibilité assez accusée à la pression. En comprimant soit le bourrelet lui-même au niveau de son point le plus saillant soit ses parties latérales, on éveille une douleur vive, cuisante.

L'étendue, l'épaisseur de ce bourrelet péri-unguéal peuvent varier. Dans certains cas où l'affection est de date ancienne, où l'ouvrier n'a jamais cessé de se livrer aux manipulations habituelles de sa profession, cette saillie, en

croissant au pourtour de l'ongle, est très accusée et trè
étendue. Elle occupe quelquefois l'espace compris entre la
racine de l'ongle et les plis dorsaux correspondant à l'articulation des dernières phalanges des doigts. Cette étendue
va jusqu'à un centimètre et demi, et la saillie est quelquefois de cinq à huit millimètres.

Les malades nous ont fait remarquer que la présence de
ce bourrelet gênait notablement la flexion de la phalangette
sur la phalangine. le mouvement de flexion produit une
tension très marquée de la peau, et il se manifeste une douleur assez vive si l'on veut exagérer ce mouvement de
flexion.

Au niveau du bourrelet péri-unguéal, la peau offre. outre
les modifications de structure signalées. des changements
dans sa coloration et son revètement épidermique.

Elles prennent une coloration rose vif, rouge même à certains moments. Le bourrelet, en croissant, tranche nettement sur les parties voisines à la fois par la saillie qu'il fait
et par la couleur rose vif qui le dessine nettement.

Ce changement de couleur du tégument à ce niveau s'ac-
centue encore lorsque l'ouvrier s'est livré à son travail
d'une façon très active. S'il cesse de travailler pendant
quelque temps, cette coloration pâlit, passe du rose vif au
rose pâle.

Le revètement épidermique s'altère au niveau du bourrelet, en croissant. il se fendille et desquame sous forme de
petites lamelles. Sur les parties latérales, la sertissure épidermique de l'ongle est irrégulière, creusée de rhagades et
se détache en certains points par petits fragments.

Le bourrelet a son maximum de volume au niveau de la
racine de l'ongle; il s'amincit et s'effile comme les cornes

d'un croissant sur les parties latérales de l'ongle. Il peut varier suivant le degré d'évolution de l'affection, suivant l'état d'activité ou de repos de l'ouvrier.

On note aussi du déchaussement de l'ongle; la sertissure dermo-épidermique péri-unguéale est séparée de l'ongle par un certain intervalle; il n'y a plus, entre ces diverses parties, aucune adhérence.

Le bourrelet en croissant, est mobile sur l'ongle. On peut le faire glisser facilement sur le dos de la racine de l'ongle.

Au niveau de la matrice unguéale. suivant l'intensité des phénomènes inflammatoires. il se produit un suintement séreux. quelquefois même séro-purulent. Dans quelques cas, lorsque la lésion est très accusée et que le malade ne cesse pas de travailler, il se forme, sous le manteau de l'ongle de petits abcès intra-dermiques contenant une gouttelette de pus.

Nous venons d'étudier la série des modifications que subissent les tissus péri-unguéaux, nous allons étudier, maintenant, les altérations de l'ongle.

Nous avons séparé la description des phénomènes qui se passent du côté de ces deux parties, ongle et pourtour de l'ongle. mais nous devons faire remarquer que ces lésions s'établissent d'une façon sensiblement parallèle. Le début de l'affection commence par les tissus mous, mais l'ongle est très vite altéré dans sa forme. dans sa structure; c'est ce que nous allons étudier.

Pour l'ongle comme pour les tissus péri-unguéaux il est nécessaire d'étudier la série des phénomènes dès le début de l'affection jusqu'à son évolution complète, où alors les différentes modifications survenues soit du côté de l'angle soit du côté des parties molles sont assez marquées pour nous donner le type du doigt des ouvriers confiseurs.

Les altérations de l'ongle débutent du côté de son extrémité libre sous le bord de laquelle viennent se loger des cristaux de sirop de sucre. Sous la double influence de l'action des liquides irritants et du travail mécanique l'ongle présente très vite des cassures au niveau de son bord libre qui est alors déchiqueté La coloration de l'ongle varie également. Au début l'ongle a une teinte rose vif; il est encore transparent et doit cette couleur à la congestion du lit de l'ongle. Mais bientôt l'ongle va perdre son poli, tendra à devenir opaque et alors on voit apparaître en différents points une teinte noirâtre. Çà et là certains points offrent une coloration plus ou moins jaune sale. Les lésions vont s'accentuant, l'ongle perd la régularité, l'uni de sa surface, il devient rugueux, s'épaissit. On voit apparaître à la surface de l'ongle de véritables strates de tissu corné qui lui donnent un aspect écailleux surtout dans sa moitié antérieure, c'est-à-dire du côté de son extrémité libre.

L'ongle ainsi bossué a de la tendance à s'émietter par petits fragments qui se détachent au niveau de son bord libre au fur et à mesure que la croissance de l'ongle s'effectue. L'ongle va ainsi progressivement disparaître sous forme de petits copeaux qui tombent spontanément ou que le malade enlève fréquemment lui-même. Entre la lunule et les deux tiers antérieurs de l'ongle on observe fréquemment une dépression transversale en arrière de laquelle l'ongle a son aspect normal tandis qu'en avant il présente les différentes observations que nous venons de signaler.

Cette portion de l'ongle à aspect normal correspond à la dernière partie récemment sortie de la matrice unguéale et ayant jusqu'à ce moment peu souffert de l'onyxis. La portion située au contraire en avant a passé par les différentes modifications que nous avons signalées, état rugueux coloration noirâtre sur les parties latérales, etc., etc. L'ongle qui repousse s'altère au fur et à mesure qu'il s'accroît, il sera bossué, irrégulier, surtout si le malade continue à exercer sa profession.

Malgré les phénomènes inflammatoires qui s'établissent du côté de la matrice unguéale, malgré le déchaussement de l'ongle, on n'observe généralement pas la chute en bloc de cet organe. En s'effritant par son bord libre, en s'émiettant par sa surface écailleuse, l'ongle tend à disparaître par fragments; il est en quelque sorte mangé petit à petit par la lésion.

Dans quelques cas correspondant à une variété de périonyxis à gravité considérable il peut se faire une violente poussée inflammatoire du côté de la matrice unguéale. On peut observer à ce moment une sécrétion séro-purulente abondante, mais il ne se produit pas de chute de l'ongle en bloc, comme dans la tourniole par exemple.

Les ouvriers que nous avons interrogés disent bien que l'ongle tombe mais c'est la moitié antérieure déjà malade qui peut s'en aller par fragments plus volumineux, en laissant à découvert une portion plus ou moins étendue du lit de l'ongle.

De la réunion des différentes modifications qui se passent du côté des extrémités des doigts malades résulte une déformation spéciale.

L'extrémité digitale rappelle la forme d'une spatule,

d'une massue aplatie. Cet aspect est dû au gonflement
des tissus péri-unguéaux. Il y a une sorte d'élargissement
des parties molles sur toute la portion du doigt correspondant à la phalangette.

Outre l'élargissement dû à l'infiltration œdémateuse des
tissus péri-unguéaux le doigt présente du tassement de la
pulpe et de l'usure de l'épiderme à son extrémité. Chez
certains ouvriers, cette *déformation en spatule* est manifeste,
notamment chez l'ouvrier qui a fait le sujet de l'observation
V. Les doigts médius et annulaire présentaient nettement
cette déformation.

Lorsque les phénomènes inflammatoires ont disparu com ·
plètement, lorsque le doigt atteint d'onyxis est guéri, le
plus souvent il persiste une saillie correspondant au
bourrelet en croissant formé en grande partie comme nous
l'avons dit, par le derme sus-unguéal. C'est en quelque sorte
le reliquat de l'infiltration œdémateuse active qui s'est faite
à ce niveau au moment de la poussée aiguë d'onyxis.

La déformation en massue aplatie, en spatule, peut per-
sister en s'atténuant; ainsi chez quelques-uns de nos
malades le doigt antérieurement atteint présentait encore
quoique guéri un certain élargissement de son dernier
segment.

Nous avons passé en revue et étudié séparément les différents symptômes locaux qui nous paraissent caractériser
cette affection.

Si nous nous reportons à l'énumération des symptômes
qui marquent la période de développement complet des
lésions, nous pouvons établir une liste de caractères prédo-
minants dont la présence permettra d'établir d'emblée le
diagnostic : bourrelet en croissant à coloration rouge, dé-

chaussement de l'ongle, suintement séro-purulent au-dessous du bourrelet au niveau de la matrice unguéale, alter-
ation de l'ongle, déformation en spatule, voilà les
principaux symptômes de la période d'état.

Etudions maintenant les symptômes subjectifs aux différents stades de l'affection. Au début les phénomènes douloureux sont accusés ; l'ouvrier éprouve des démangeaisons
au niveau des régions péri-unguéales. A mesure que se
produisent les solutions de continuité du côté de l'épiderme, les éraillures de la sertissure dermo-épidermique
de l'ongle, les douleurs deviennent plus vives. Le contact
des liquides provoque de la cuisson et fréquemment alors
le malade éprouve quelques douleurs en dehors de son travail. Plusieurs ouvriers nous ont accusé quelques douleurs
nocturnes. A mesure que les lésions s'accentuent, que les
phénomènes inflammatoires évoluent du côté de la matrice
unguéale, arrivent à déchausser l'ongle, ces symptômes
subjectifs douloureux sont très marqués. Une portion du
derme sus-unguéal formant le manteau de l'ongle, étant
ulcérée, le contact des liquides irritants amène une cuisson
vive. L'ouvrier qui au début de la journée plonge les mains
dans les bassines, éprouve une sensation de brûlure qui
persiste pendant un temps plus ou moins long, et s'émousse
peu à peu si l'ouvrier continue à travailler sans s'en préoc-
cuper autrement.

Outre les douleurs provoquées par les manipulations, le
contact des liquides soit de l'eau froide, ayant servi à laver
les fruits, soit des sirops de sucre, l'ouvrier éprouve quelques douleurs spontanées, surtout lorsque l'affection est en
pleine poussée inflammatoire. C'est à ce moment que quelques ouvriers sont obligés de cesser leur travail.

L'inflammation diminuant, les douleurs s'atténuent, les lésions regressent un peu, l'affection passe à l'état chronique jusqu'à ce que le surmenage de la main de l'ouvrier réveille une poussée aiguë de l'onyxis.

CHAPITRE V

Diagnostic

Les affections des ongles et des tissus voisins en rapport avec ces organes, sont assez nombreuses pour qu'il soit nécessaire d'établir un diagnostic différentiel toutes les fois qu'on se trouve en présence de lésions de cette région.

Avant de rechercher les caractères de l'affection que nous étudions, capables de la distinguer des affections similaires comme symptômes, nous voulons insister sur l'intérêt qu'il y a à connaître les antécédents, surtout les antécédents professionnels du malade. Le fait de connaître, d'avoir vu une première fois les lésions permettra bien vite de diagnostiquer en même temps et la nature de la lésion et la profession du malade.

Il y a d'ailleurs un plus grand intérêt à trouver dans les caractères locaux de la lésion elle-même les éléments nécessaires et suffisants pour la différencier.

De quelles affections le mal des confiseurs peut-il être rapproché? Avec un assez grand nombre de lésions de natures diverses portant sur l'ongle et son enveloppement cutané. Nous citerons : la tourniole, l'eczéma des ongles, le psoriasis des ongles, et enfin l'onyxis et périonyxis syphilitiques. On voit qu'il faut passer en revue la plupart des affections inflammatoires diathésiques ou non, intéressant l'ongle et son appareil générateur.

Nous allons passer en revue ces différentes affections en notant les différentes particularités qui, au point de vue de la symptomatologie locale, permettront de les différencier. La tourniole a pour caractère de débuter par un petit abcès sous épidermique et de faire rapidement le tour de l'ongle, beaucoup plus rapidement que dans le périonyxis des confiseurs. La suppuration est beaucoup plus abondante, la douleur plus vive, les caractères de l'inflammation aigus, rougeur, gonflement, douleur lancinante, sont beaucoup plus marqués Les phénomènes ci-dessus signalés sont plus intenses que dans l'affection professionnelle que nous étudions, mais regressent aussi beaucoup plus rapidement.

Dans la tourniole l'épiderme se sépare complètement du derme au niveau de la racine de l'ongle, au contraire, le bourrelet en croissant, que nous avons signalé, présente de la desquamation épidermique, mais sans abcès et par fragments.

Il y a cependant une certaine similitude entre le cortège symptomatique de ces deux affections, car quelques ouvriers eux-mêmes appellent tourniole l'onyxis et le périonyxis professionnels dont ils sont porteurs.

En dernier lieu, caractère important qui nous permettra de séparer nettement cette affection de celles où l'on observe la chute de l'ongle en bloc, comme dans la tourniole par exemple, chez les ouvriers confiseurs l'ongle peut s'effriter, se morceler, mais ne se détache pas dans sa totalité.

L'eczéma unguéal se rapproche assez de la lésion que nous avons décrite ; étant donné que par eczéma de cause externe on entend une lésion inflammatoire se traduisant par des ulcérations, une sécrétion séro-purulente. Cependant on peut établir une différence entre l'eczéma des ongles, qu'on peut appeler diathésique, c'est-à-dire survenant chez des sujets qui cependant ne se livrent pas à un travail manuel On ne trouvera pas dans l'onyxis que nous avons décrit, des vésicules agminées qui marquent le début de l'affection eczémateuse.

Le bourrelet sus-unguéal que nous avons signalé reste plutôt lisse, rouge, tendu, sans grande tendance à s'ulcérer sur sa face dorsale. L'œdème inflammatoire occupe l'épaisseur du derme sus-unguéal, il n'existe pas d'ulcération sur sa face superficielle.

Dans le psoriasis des ongles, les altérations portent plutôt sur les ongles que sur les parties molles périphériques. Les ongles sont secs, épais, rugueux, cassants. Entre la face interne de l'ongle et la partie de la peau sur laquelle il repose, il se forme un épais amas de squames épidermiques qui soulève l'ongle et le rejette en dehors. On ne constate rien d'anormal du côté de la racine de l'ongle.

Nous arrivons maintenant à une dernière affection qui présente une certaine similitude comme allure et comme lésions avec l'onyxis et le périonyxis des confiseurs; nous voulons parler de l'onyxis et du périonyxis syphilitiques. Nous ne faisons que signaler l'importance de la recherche des antécédents des malades, nous allons essayer, en étudiant les caractères locaux de ces deux affections, de les différencier.

Tout d'abord, au point de vue du siège, il y a un intérêt à faire remarquer que chez les ouvriers confiseurs il y a une prédominance marquée de la localisation des lésions au médius, à l'annulaire. En dernier lieu le pouce et l'index peuvent aussi être atteints. Il n'est pas rare de voir les lésions syphilitiques atteindre d'emblée tous les doigts et souvent la gravité des altérations n'a aucun rapport avec le travail imposé à tel ou tel doigt.

Dans l'onyxis et le périonyxis syphilitique, le début est assez brusque, l'affection évolue rapidement. La matrice et le lit de l'ongle peuvent être lésés à ce point que la substance cornée perd toute adhérence avec ces parties. La chute de l'ongle en bloc est la règle.

Dans certains cas, le processus morbide s'amende à bref délai ; la matrice reprenant ses fonctions sécrète un tissu corné louable, rose et solidement fixé au derme, tandis que la lamelle privée de vie s'élimine progressivement. Si le mal est de quelque durée et surtout s'il se généralise, la fonction kératogène peut être momentanément abolie, l'ongle malade chemine d'arrière en avant, mais n'étant point remplacé, laisse derrière lui une surface rouge, quelquefois érodée et sécrétante qui paraît d'abord comme une ligne puis comme un ménisque de la grandeur de la lunule et qui finit bientôt par occuper tout l'espace compris entre les replis latéraux. Dans le périonyxis ulcéreux on peut voir le lit de l'ongle s'ulcérer, devenir végétant ; les ulcérations peuvent gagner la portion cutanée périphérique de l'ongle, empiéter sur le tégument au niveau de la racine de l'ongle.

Voilà les principaux symptômes de l'onyxis et du périonyxis syphilitiques d'après Jullien (1). Rapprochons de ces différents symptômes ce qui se passe du côté de

(1) Jullien. *Traité des maladies vénériennes*, Paris 1886.

l'ongle et des tissus péri-unguéaux chez les ouvriers confiseurs atteints d'onyxis et de périonyxis professionnels. Là pas de chute de l'ongle en bloc, pas de décollement de l'ongle au niveau du lit unguéal. L'ongle reste appliqué sur la surface dermique. Il s'écaille, s'émiette, tombe par fragments, par copeaux, mais il n'y a pas de décollement au niveau de la matrice unguéale.

La tendance ulcératrice est beaucoup moins marquée, ce qui peut s'expliquer par l'absence d'influence spécifique sur l'évolution de la lésion dont la marche est soumise à des causes d'origine externe.

La sécrétion qui se fait au niveau du manteau de l'ongle sous le derme sus-unguéal plus ou moins ulcéré, est abondante, sanieuse, fétide dans la lésion syphilitique. Elle est peu marquée, sans caractères nets, dans la lésion professionnelle, se réduit à des goutelettes microscopiques de pus séreux blanchâtre que la pression sur le bourrelet péri-unguéal fait sourdre à la surface de l'ongle.

Au point de vue de la durée de l'évolution, de la rapidité avec laquelle les lésions apparaissent et s'accusent, il n'y a pas d'hésitation possible.

L'onyxis et périonyxis des ouvriers confiseurs est une affection à marche subaiguë plutôt chronique ne présentant qu'à certains moments des poussées inflammatoires en rapport avec les irritations répétées et qui sont le fait d'une suractivité de leurs occupations habituelles.

On voit que si ces deux affections ont quelques points communs, surtout par la localisation des lésions, elles se différencient cependant d'une façon assez nette par un certain nombre de symptômes observés dans l'une, absents dans l'autre.

CHAPITRE VI

Pronostic.

Nous trouvons dans nos observations ayant trait à des malades porteurs de lésions ou à des malades ayant eu antérieurement des accidents analogues, les éléments nécessaires pour établir la durée de l'affection et son pronostic.

D'une manière générale cette dactylite professionnelle est bénigne, c'est-à-dire qu'elle n'entraîne pas des lésions irrémédiables pouvant produire l'impotence fonctionnelle du doigt atteint.

Si la lésion est abandonnée à elle-même, l'ouvrier cessant de travailler, elle évolue en quelques semaines, huit à dix environ. Au bout de ce laps de temps les tissus péri-unguéaux ne sont plus le siège d'aucun épaississement inflammatoire, l'affection est arrivée à résolution. Les altérations de l'ongle durent quelquefois davantage ; ce n'est que la croissance régularisée de l'ongle qui fera disparaître les derniers stigmates professionnels en remplaçant l'ongle altéré par un ongle normal.

Si au contraire l'ouvrier continue à se livrer à ses occupations habituelles malgré la présence de l'onyxis, l'affection passe alors à l'état chronique. Elle peut durer plusieurs années à l'état stationnaire avec des poussées aiguës ou subaiguës survenant par intervalles surtout après les périodes pendant lesquelles l'ouvrier s'est livré activement à la fabrication des fruits.

Si la gravité de cette affection est d'une manière générale peu considérable, elle l'est assez cependant pour imposer le repos à certains ouvriers atteints d'onyxis. Dans certains cas même, elle a pu obliger les ouvriers à changer de profession et à s'interdire de continuer leur premier travail.

Ces considérations sont suffisantes pour justifier des mesures d'hygiène prophylactiques, qui mettront l'ouvrier confiseur à l'abri de semblabes accidents.

CHAPITRE VII

Prophylaxie. — Traitement

En présence d'une affection professionnelle on doit chercher tout d'abord quels sont les moyens qui permettront de l'éviter.

La prophylaxie, en effet, est préférable à tout traitement quelle que puisse être son efficacité. Mieux vaut prévenir une affection qu'avoir à la combattre; ce qui est vrai en pathologie générale l'est encore davantage en pathologie professionnelle, car ce principe est là plus facilement applicable.

Deux choses peuvent être examinées, étant données les causes que nous avons signalées comme présidant à l'apparition de l'affection.

Premièrement, les modifications à apporter dans l'instrumentation et le manuel opératoire de la fabrication; en second lieu, les précautions que doivent prendre les ouvriers sur eux-mêmes.

Pour ce qui regarde la première question, l'indication à remplir est facile à poser; il faut autant que possible remplacer par des instruments appropriés la main de l'ouvrier.

Un des patrons d'ateliers de confiserie que nous avons interrogé sur ce sujet, nous déclarait qu'étant ouvrier il avait été lui-même atteint d'onyxis. Son observation figure, d'ailleurs, parmi celles que nous avons exposées à la fin de notre travail.

Instruit par l'expérience, l'ouvrier devenu patron a modifié l'instrumentation de son atelier en fournissant aux ouvriers le moyen d'éviter le contact aussi fréquent et aussi prolongé des mains et des liquides irritants dont nous avons signalé l'action sur les extrémités digitales.

Les ouvriers se servent de poches, de larges écumoirs pour retirer les fruits des bassines. et ce n'est qu'accidentellement qu'ils sont obligés de faire des manipulations directes.

Aussi, dans cet atelier nous n'avons pas trouvé d'observation d'onyxis professionnels, tout au moins suffisamment caractérisés pour mériter une description.

Voilà donc un premier moyen prophylactique dont l'efficacité est clairement évidente.

Si tous les patrons et ouvriers confiseurs adoptaient cette mesure, le remplacement de la main de l'ouvrier par des instruments, il est infiniment probable que l'affection professionnelle que nous avons étudiée s'observerait fort peu.

Il y a, suivant les gens compétents en la matière, un inconvénient à cette substitution, c'est que l'instrument brutalise davantage les fruits mous et délicats. Aussi dans un certain nombre de cas l'ouvrier sera toujours obligé de recourir directement à ses mains pour exécuter son travail d'une façon convenable.

En admettant que l'ouvrier confiseur se serve directement de ses doigts pour manipuler les fruits, les sirops, il peut cependant prendre certaines mesures qui, si elles n'empêchent pas d'une façon absolue l'apparition des lésions signalées peuvent cependant les atténuer suffisamment pour qu'elles ne deviennent pas pour lui un sujet d'incommodité et de souffrance.

Nous pouvons étudier deux cas suivant que l'ouvrier est apprenti, commence à travailler ou bien qu'il travaille depuis longtemps et qu'il est déjà porteur de lésions.

Supposons que dans le premier cas l'ouvrier est indemne, ne présente pas d'altérations spéciales des doigts.

Il lui sera difficile d'éviter l'usure des ongles, même les cassures de l'extrémité libre qui sont le fait du traumatisme incessant occasionné par son travail. Mais il est une précaution qu'il doit prendre c'est d'éviter le contact trop prolongé des sucs acides des fruits et surtout des sirops avec les extrémités digitales. Il serait facile à l'ouvrier après les manipulations qui lui ont imprégné les mains de ces différentes substances de plonger les mains dans l'eau pure froide ou légèrement tiède afin de diluer ces agents irritants et même de les enlever complètement par l'irrigation. A la fin de sa journée principalement, l'ouvrier devrait faire une toilette soigneuse de ses mains, ce qu'il ne fait généralement pas.

Nous avons pu examiner des ouvriers quittant l'atelier après une toilette sommaire des mains et nous avons constaté le fait suivant. Sous l'ongle se trouvent des cristaux de sucre provenant des sirops desséchés. La présence du sucre en cette région, sa mise en contact avec des éléments de fermentation les plus divers va rapidement produire des altérations de l'ongle. En outre sous la sertissure dermo-épidermique également reste du sucre qui produira les lésions inflammatoires peri-unguéales.

C'est en débarrassant les ongles et le pourtour de l'ongle

de toutes ces substances irritantes et principalement du sucre que l'ouvrier pourra éviter les réactions inflammatoires qui résultent de l'action de ces agents irritatifs.

Ces substances étant solubles c'est certainement aux ablutions dans l'eau pure courante, froide ou tiède qu'il devra avoir recours pour se préserver.

Des frictions à la brosse seront très efficaces pour débarrasser l'angle de l'ongle et la sertissure péri-unguéale du sucre et des liquides irritants.

Ces précautions que nous indiquons seront d'excellentes mesures prophylactiques ; elles n'ont rien de puéril, car après avoir vu à quel degré les lésions peuvent arriver, on est convaincu de leur opportunité. Un certain nombre d'ouvriers éprouvant, en effet des douleurs très vives, sont obligés d'interrompre leur travail, de perdre un grand nombre de journées. En outre l'aspect des doigts est repoussant, la région péri-unguéale est ulcérée, suintante, conditions peu désirables dans la fabrication de produits destinés à la consommation. C'est surtout l'intérêt de l'ouvrier qui est en cause, c'est surtout sur ce point que nous avons d'ailleurs insisté.

En face de la lésion établie quel sera le traitement? Une condition adjuvante et pouvant amener assez rapidement la disparition de l'affection quand bien même elle serait abandonnée à elle-même, c'est l'absence de tout contact des surfaces malades avec des substances irritantes. L'ouvrier doit pendant quelque temps cesser de se livrer à son travail habituel.

Outre le repos, relatif tout au moins, qui sera une des conditions de l'efficacité du traitement, il faut instituer une médication locale. On prescrira aux ouvriers des maniluves

quotidiens matin et soir avec des solutions d'acide borique
à 40 °/₀₀.

Ces bains auront pour résultat de débarrasser les doigts,
le pourtour des ongles de toutes les particules irritantes, sucre
ou autres substances. En outre ils permettront de faire
l'asepsie de la région, de nettoyer la sertissure unguéale,
d'irriguer les petits abcès dermiques, en un mot de préparer le travail de cicatrisation qui se fait plus rapidement
sur une surface ulcérée, débarrassée de toute sécrétion et
de tout produit septique. Après le maniluve, on prescrira
des applications de pommades antiseptiques telles que la
vaseline boriqué à 4/30, ou même la vaseline iodoformée
à 3/30, si les ulcérations ont une importance suffisante.

Il ne sera même pas nécessaire de faire un pansement
occlusif si le malade a soin de veiller au maintien de la vaseline antiseptique dans la rainure péri-unguéale.

OBSERVATIONS

OBSERVATION I

de M. le professeur Poncet, en janvier 1880

Tard...., confiseur à Lyon, trente-sept-ans, marié depuis deux ans et demi. Père âgé de soixante-sept ans. Mère morte à l'âge de cinquante-trois ans. Un frère âgé de trente-huit ans très bien portant. Sœur morte à l'âge de dix-sept ans d'affection non déterminée à forme aiguë. Pas d'antécédents syphilitiques, ni dartreux. Le malade n'a jamais eu aucune éruption.

Il est entré comme apprenti confiseur à l'âge de seize ans et demi, au mois de novembre 1860.

En 1864, il a eu à faire la préparation des marrons glacés pendant un mois et demi.

Les principales manipulations sont : 1° la décortication, après macération dans l'eau chaude ; 2° le blanchiment à l'eau bouillante ; 3° le séchage, suivi de la macération dans le sirop de sucre.

Au bout de quinze jours de ce travail, le malade a éprouvé des démangeaisons aux extrémités des doigts, surtout à la main droite. Puis sont survenues des douleurs progressives qui cependant n'empêchaient pas le malade de travailler. En même temps le malade a observé de la rougeur et du gonflement siégeant soit au niveau du bourrelet lunulaire, soit sur les parties latérales de la sertissure unguéale. A ce moment tous le doigts de la main droite présentaient quelques-unes de ces modifications et parmi eux le médius et l'annulaire étaient les plus atteints. Le malade continuant à travailler, les lésions s'aggravèrent. Il vit survenir de petits abcès sur les parties latérales du bourrelet péri-unguéal, donnant issue à une gouttelette de pus. Trois semaines après le début de l'affection, cet ouvrier ne pouvait plus tremper les mains dans les solutions de sucre. Sur certains doigts, il n'existait que de la rougeur et du gonflement sans abcès, surtout si le malade cessait de travailler.

A chaque reprise du travail, poussées inflammatoires plus ou moins aiguës avec ou sans abcès.

L'ongle devint alors malade, se brisant facilement à son extrémité libre, présentant des craquelures, des irrégularités sur sa face dorsale. Au début, l'ongle prend une coloration noirâtre au voisinage du bord libre et sur les parties latérales ; cette coloration noirâtre empiète progressivement et l'ongle devient noir dans sa totalité lorsque la lésion est en pleine évolution.

Le début se fait ordinairement par de petites crevasses dans la région péri-unguéale, mais quelquefois aussi on voit d'emblée apparaître un peu d'œdème inflammatoire sur tout le pourtour de l'ongle. Peu à peu l'ongle prend un aspect écailleux, bossué, une teinte gris sale noirâtre. Après deux à trois mois, l'ongle tombe par morceaux.

En 1864, les deux ongles tombés sont ceux du médius et de l'annulaire, la chute complète de l'ongle n'est arrivée qu'au bout d'un an. Les ongles repoussent peu à peu. En 1865, le malade constate une poussée inflammatoire analogue à tous les doigts de la main gauche, mais à un degré beaucoup plus atténué que la poussée qui a eu lieu précédemment à la main droite.

En 1866, le malade prépare des fruits confits ; il observe une nouvelle poussée inflammatoire toujours plus marquée pour le médius et l'annulaire droit, ce qui s'explique facilement par ce fait que la main droite plonge constamment dans les bassins. Les ongles du médius et de l'annulaire, tombés en 1865, se morcellent, mais il n'y a pas de chute complète.

De 1867 à 1871, M. T... fait son service militaire Pendant cette période les lésions unguéales et péri-unguéales se réparent et disparaissent complètement. Les ongles reprennent leur aspect normal.

En 1871, campagne de Prusse, Metz, Strasbourg. Le malade reste si mois à l'hôpital pour une pleurésie. Il revient et prend le métier de confiseur. Le 3 octobre 1871, il a une poussée d'eczéma des mains, de la face et du cuir chevelu. Cette éruption réapparaît par intervalles, puis s'atténue. C'est seulement lorsque le malade se livre à la préparation des fruits qu'il observe de nouvelles poussées inflammatoires dans la région unguéale En septembre 1880, à la suite d'une lésion très accusée de l'annulaire droit, la chute de l'ongle de ce doigt s'est produite. Depuis le malade a été perdu de vue.

OBSERVATION II

De M. le professeur Poncet, 21 janvier 1880.

Bern.., Alfred, 36 ans, confiseur, Lyon. Pas d'antécédents herpétiques, syphilitiques. Jamais d'éruption cutanée. Le malade est confiseur depuis vingt et un ans, mais il ne s'est livré à la préparation des fruits confits que depuis 18 à 19 ans.

Il y a douze ans environ qu'il s'est aperçu, pour la première fois, de lésions du côté des extrémités des doigts. Au début, elles siégeaient également à droite et à gauche au dire du malade qui fait remarquer que, préparant aussi des caramels, il plongeait les deux mains dans les bassines. L'affection se serait bien vite développée d'une façon plus notable sur l'annulaire droit. Les lésions inflammatoires se localisent d'abord sur les bords de l'ongle qui devient rugueux, s'émiette et se détache par fragments, repoussé par l'ongle qui lui succède. L'ongle malade avait une teinte noirâtre, présentait des rugosités, des cassures.

Le malade éprouvait une légère démangeaison continue et une cuisson assez vive pendant la nuit, symptômes qu'il combattait par des applications de pommade camphrée. La chute de l'ongle s'est produite deux mois environ après le début de l'affection ; l'ongle nouveau présente une surface bosselée, érailleuse. Deux ans après, le malade observe les mêmes phénomènes du côté du médius gauche, mais un peu moins aigus ; cependant ils aboutissent aussi à la chute de l'ongle de ce doigt.

Depuis cette époque, le malade a pris de grandes précautions ; il se lave fréquemment les doigts en les débarrassant des liquides et du sucre qui tend à rester sur le pourtour de l'ongle. Il n'a plus observé d'accidents, a cependant éprouvé un peu de douleur de temps à autre dans les régions antérieurement malades.

OBSERVATION III

De M. le professeur Poncet, 21 janvier 1880.

X..., 33 ans, ouvrier confiseur chez le malade de l'observation II.

Pas de syphilis antérieure. Exerce le métier de confiseur depuis l'âge de 15 ans. Le malade dit avoir eu, la première année, des panaris sans qu'il y ait jamais eu de chute de l'ongle. Il y a quelques mois, au moment du grand travail de préparation des fruits, le malade a remarqué que ses ongles devenaient noirâtres. En outre, la plupart des ongles se déchaussaient.

A la main droite, les lésions étaient plus marquées. Sur les parties latérales du bourrelet péri-unguéal existent des crevasses profondes, et c'est le pouce et le médius droits qui présentent ces différentes lésions. à leur développement maximum. On observe les mêmes lésions à la main gauche, mais moins accusées. (Atelier confis. Bern.)

OBSERVATION IV

De M. le professeur Poncet, 18 janvier 1881.

Monsb..., Félix. 18 ans, garçon confiseur depuis deux ou trois mois. Comme antécédents, ganglion suppuré sus-sternal à l'âge de 12 ans. Adénites sous-maxillaires à droite et à gauche. Pas d'antécédents herpétiques ou syphilitiques. Au mois de février 1880, le malade s'aperçoit que son index droit présente un peu de rougeur et de gonflement autour de l'ongle. A ce moment le malade n'éprouvant qu'une douleur insignifiante, a continué à travailler. Cette lésion a évolué pendant deux mois, sans qu'il n'y ait eu ni abcès, ni issue de liquide. L'ongle a pris une teinte grisâtre, un aspect écailleux, puis s'est désagrégé par fragments. Il n'y a pas eu de chute complète de l'ongle. mais le malade en a enlevé la moitié par fragments. Il a observé en outre de la rougeur et du gonflement au niveau de la sertissure dermo-épidermique de l'ongle.

Actuellement la lésion est en voie de réparation, l'ongle malade est plus large, l'extrémité du doigt est légèrement déformée en spatule. (Atelier de confiserie, Tard).

OBSERVATION V

Recueillie par M. le docteur Albertin en janvier 1889

Dur... ,Joseph, quarante ans, ouvrier confiseur (atelier Buard), de Lyon. rue Montesquieu. 116. Ce malade a été examiné le

4 janvier 1889. Il n'a jamais présenté aucune éruption, aucune affection cutanée autre que celle que nous aurons à examiner. Pas de syphilis. Autrefois pâtissier, il exerce la profession d'ouvrier confiseur depuis sept ans.

L'affection actuelle a débuté il y a un an et demi par le médius droit. Depuis, elle a envahi tous les doigts de la main droite, à l'exception du petit doigt qui ne présente pas de modification bien appréciable. Les doigts de la main gauche présentent quelques lésions très peu marquées, que nous décrirons cependant, car elles représentent le stade de début de l'affection qui est arrivée sur la main droite à son complet développement.

Depuis trois ans environ, le malade, dans l'exercice de sa profession, est occupé à la manipulation des fruits (prunes, abricots, poires, pêches, cerises, marrons, chinois, oranges, noix, mirabelles, etc., etc.). Les différentes opérations sont le blanchiment à l'eau bouillânte, la cuisson des fruits et la macération dans le sirop de sucre. L'ouvrier plonge à tout moment les mains soit dans l'eau, soit dans le sirop où macèrent les fruits. La préparation des prunes, au dire du malade, est celle qui occasionne les cuissons les plus vives et provoque les poussées les plus aiguës de dactylite. Lorsque le malade cesse de travailler, les accidents s'atténuent d'une façon très notable.

Actuellement, l'affection occupe le pouce, le médius et l'annulaire droit ; les lésions sont beaucoup plus accusées sur le médius où elles ont d'ailleurs débuté. On peut prendre la description de l'extrémité du médius malade comme type du doigt atteint du mal des confiseurs en pleine évolution. Aussi le décrivons-nous avec beaucoup de détails.

Médius droit. Région péri-unguéale. — La région péri-unguéale est le siège d'une tuméfaction marquée formant une sorte de bourrelet en croissant. Cette tuméfaction correspond à la région occupée par la matrice de l'ongle et se forme en grande partie aux dépens du manteau de l'ongle. Les tissus à ce niveau sont le siège d'un œdème dur, douloureux à la pression. Ce bourrelet a environ 1/2 centimètre d'épaisseur. A son niveau, la peau présente une coloration rose vif caractéristique.

Sur le bord libre du bourrelet et sur sa face dorsale, l'épiderme est légèrement épaissi, se fendille et desquame par petites plaques. Sur les parties latérales de l'ongle le bourrelet existe, mais s'amincit comme les cornes d'un croissant et on trouve là de petites productions épidermiques cornées se détachant par fragments.

Ce bourrelet péri-unguéal est mobile sur la racine de l'ongle, qui est déchaussée soit sur les parties latérales, soit au niveau de la matrice. Il existe entre la face profonde du bourrelet et le dos de la racine de l'ongle un espace libre le plus souvent rempli de liquide sécrété par les tissus enflammés et dont la présence explique la mobilité des tissus péri-unguéaux sur l'ongle. La douleur à la pression est plus marquée sur les parties latérales des extrémités digitales.

Médius droit. Ongle. — L'ongle est déchaussé, relativement isolé des tissus péri-unguéaux. Il est modifié soit dans sa forme, soit dans sa structure. On note un épaississement notable avec une irrégularité très apparente de la face dorsale, qui est écailleuse, bossuée. La moitié de l'ongle, située du côté du bord libre, est craquelée, représente des points épaissis saillants, d'autres usés, cassés. On trouve au niveau du bord libre de **véritables** productions cornées, noirâtres, à strates superposés, rappelant l'ongle de l'onycogriffose. En plusieurs points, vers le bord libre, l'ongle est noir et présente en outre une teinte générale grisâtre.

Aspect général de l'extrémité du médius. — Outre les lésions unguéales signalées à la présence du bourrelet péri-unguéal, il faut noter l'élargissement de l'extrémité du doigt, qui lui donne la forme en spatule. Cette déformation est due à la tuméfaction du dernier segment de l'extrémité digitale.

En janvier 1888, à la suite d'une violente poussée inflammatoire, le malade a observé une chute de l'ongle du médius.

Annulaire droit. Région péri-unguéale. — Le bourrelet péri-unguéal est aussi très marqué sur ce doigt. Il n'est cependant survenu qu'après celui que l'on trouve sur le médius. Il offre les mêmes caractères que nous avons signalés pour ce dernier doigt et occupe aussi la demi-ellipse qui correspond aux attaches périphériques de l'ongle. Ce bourrelet a environ 1 centimètre 1/2 de largeur à sa partie moyenne et fait une saillie très marquée autour de l'ongle. Il est douloureux à la pression.

Annulaire droit. Ongle. — L'ongle présente une série d'inégalités, de dépressions et de saillies avec des craquelures. Le bord libre est usé et à ce niveau l'ongle présente un léger épaississement moins marqué cependant que sur le médius. Le bourrelet péri-unguéal est extrêmement mobile sur la face dorsale de la racine de l'ongle. Il existe un léger suintement entre ces deux surfaces.

L'extrémité de l'annulaire offre nettement la déformation en spatule. La pression est très douloureuse sur les parties latérales, un peu moins sur la région dorsale où cependant le bourrelet s'étend jusqu'au niveau des plis dorsaux qui correspondent à l'articulation phalangino-phalangettienne. Il n'y a pas eu de chute d'ongle à ce doigt. Il faut remarquer que les deux doigts atteints sont les plus longs. En faisant passer une ligne par l'extrémité de l'index et du petit doigt, on voit que le dernier segment de l'annulaire et du médius est situé au-dessus de cette ligne. Lorsque l'ouvrier plonge la main droite incurvée en forme de cuiller dans les bassines, ce sont ces deux doigts qui sont les plus exposés aux frottements par leur face dorsale et qui buttent contre le fond de la bassine par leur extrémité; ces faits nous expliquent la prédominance des lésions sur le médius et l'annulaire.

Pouce droit. Tissus péri-unguéaux. — Ce doigt est aussi atteint, ce qui s'explique par le travail considérable imposé à ce doigt dans les mouvements d'opposition. Le bourrelet péri-unguéal présente les mêmes caractères que ceux que nous avons signalés plus haut. Le décollement entre la face profonde de ce bourrelet et le dos de la racine de l'ongle est très accusé. On retrouve à la surface du bourrelet les mêmes débris épidermiques et de nombreuses éraillures sur la sertissure épidermique péri-unguéale.

L'*ongle* est le siège d'altérations très marquées; la face dorsale est rugueuse, dépolie. Les bords latéraux présentent des cassures, un décollement assez profond pour que des corps étrangers logés sous l'ongle lui donnent une coloration noirâtre. La pression sur les parties latérales est douloureuse. La forme en spatule est moins accusée que pour les autres doigts malades.

Les *symptômes subjectifs* sont surtout des phénomènes douloureux. Il se produit une cuisson très vive au moment où l'ouvrier se met au travail; peu à peu les douleurs s'émoussent et l'ouvrier continue ses manipulations sans trop souffrir. Les extrémités des doigts malades sont très sensibles aux heurts. Le malade éprouve souvent des douleurs nocturnes, caractérisées par des picotements dans le bout des doigts ; elles sont quelquefois assez fortes pour gêner le sommeil vers deux à trois heures du matin.

Ces lésions subissent une exacerbation au moment de la préparation des fruits en juin, juillet, décembre et janvier, époque de la préparation des oranges, chinois, etc.

L'*index* et le *petit doigt* présentent un bourrelet très peu accusé.

L'épiderme est crevassée, desquamé par places à ce niveau. Les ongles sont usés à leur bord libre, légèrement dépolis sur leur face dorsale.

La main gauche ne présente pas les lésions spéciales décrites pour la main droite.

OBSERVATION VI

Communiquée par le docteur Albertin, janvier 1889.

Gon..., Jules, 30 ans, ouvrier confiseur. Atelier B., avenue de Saxe, 249.

Pas d'antécédents à noter. Jamais aucune éruption, ni dartre, ni strume, ni syphilis. Le malade exerce la profession de confiseur depuis 15 ans. Il présente des lésions peu marquées du côté des doigts, mais il nous fait remarquer qu'il est surtout employé à la fabrication des bonbons fins, travail exigeant une manipulation moins grossière et exposant beaucoup moins l'ouvrier à la macération des mains dans les liquides sirupeux ou le suc des fruits.

Cependant au moment du travail pressé, il aide les ouvriers chargés de la préparation des fruits, et plonge alors les mains et surtout la droite dans les bassines où les fruits macèrent soit dans l'eau bouillante, soit dans le sirop.

Chez ce malade les lésions sont peu marquées mais occupent l'extrémité de tous les doigts. Le début de l'affection remonte à six mois. Auparavant le malade aurait eu quelques modifications du côté des extrémités digitales, mais qui avaient peu attiré son attention; chez cet ouvrier, l'affection a aussi débuté par le médius droit qui actuellement est le siège de lésions plus avancées que celles qui occupent les autres doigts.

Médius droit. Région péri-unguéale. — Le bourrelet en croissant situé à la base de la lunule est peu marqué actuellement, mais présente les caractères que nous avons signalés dans l'observation V ; légère tuméfaction, teinte rose, éraillures épidermiques à la surface. Le malade dit l'avoir observé beaucoup plus marqué il y a deux mois environ. Au niveau de ce bourrelet la peau présente une coloration rose ; elle est le siège de petites crevasses épidermiques. Le bord libre correspondant à la lunule est fendillé. Le manteau de l'ongle est décollé de la surface unguéale ; cet isolement se retrouve sur les bords latéraux. La pression sur ces différentes régions est légèrement douloureuse.

Médius droit. Ongle. — L'ongle présente une usure très marquée de son bord libre et de nombreuses cassures Sa forme est irrégulière, la face dorsale est écailleuse, bosselée et on note un déchaussement surtout marqué à la base d'implantation de l'ongle. la coloration est gris sale, noirâtre sur le bord libre.

L'annulaire présente des lésions analogues mais moins accusées. Les autres doigts de la main droite offrent un exemple de début de l'affection. Le bourrelet péri-unguéal, est esquissé, mais on note déjà cette teinte rose dénotant l'hyperémie de la région. Les ongles présentent sur leur bord libre quelques taches noirâtres, quelques cassures.

Du côté de la main gauche, peu de chose à noter, un peu d'usure des ongles et très légère hyperémie de la région péri-unguéale se traduisant par une teinte rose de la région sans bourrelet notable.

OBSERVATION VII *(personnelle)*

Cuz, Joseph, 40 ans (atelier Riv..., rue Tronchet). Cet ouvrier n'accuse aucun antécédent arthritique. Interrogé avec soin, il nie toute affection cutanée antérieure ; il n'a jamais présenté ni engelure, ni eczéma, ni éruption d'aucune sorte. Il n'a jamais eu la syphilis, a toujours joui d'une excellente santé, se porte actuellement fort bien. Il est ouvrier confiseur depuis vingt ans. Dès le début de son apprentissage, il a commencé à préparer des fruits confits. Dès la seconde année, il a commencé à éprouver quelques douleurs du côté des régions unguéales en même temps qu'il y avait, dit-il, de l'inflammation autour de l'ongle. C'est surtout au moment où le travail est poussé avec activité en juin, juillet, août qu'apparaissent ces lésions. Le malade n'a jamais cessé de travailler et il a vu l'affection se généraliser à tous les doigts en évoluant comme cela est signalé dans les premières observations. Peu à peu, l'affection a atteint un tel développement que l'ouvrier a dû cesser son travail. Voici, d'après lui, quel était l'état de ses doigts à cette époque, c'est-à-dire en 1885. Tout d'abord, les lésions prédominaient du côté du médius et de l'index droit. Du côté des tissus péri-unguéaux, il existait un

gonflement volumineux au niveau de la racine de l'ongle ; c'est
là le bourrelet péri-unguéal. L'ongle était déchaussé ; en appuyant sur le bord libre de l'ongle pour le faire basculer, on
voyait très profondément sous le bourrelet jusqu'à la racine de
l'ongle. Il se faisait à ce niveau un suintement blanchâtre modéré
mais presque constant. Ce bourrelet était rouge, tendu ; douloureux à la pression.

Il y avait tout autour de l'ongle de nombreuses crevasses. Enfin, l'ongle était tourné, écailleux, dans toute sa moitié antérieure, il s'en allait par morceaux que le malade nous dit avoir
fréquemment enlevés lui-même. L'ongle était noir jaune verdâ-
tre, gris sale. A mesure que l'ongle poussait, les portions situées
au voisinage du bord libre se détachaient ; de cette façon, l'ongle
aurait été renouvelé 5 à 6 fois, nous dit le malade. Il n'y a jamais
eu de chute en bloc de l'ongle, comme dans la tourniole, par
exemple, ou à la suite d'un traumatisme portant sur la région
unguéale. C'est surtout sur les trois doigts du milieu que se
sont localisés ces phénomènes inflammatoires. A ce moment, le
malade éprouvait de très vives douleurs au contact des liquides
chauds ou froids. L'eau chargée du suc des fruits produisait une
cuisson vive, surtout au début du travail.

A cette époque, le malade fut obligé d'interrompre son travail
et alla demander une consultation à l'Antiquaille. On lui pres-
crivit des lotions astringentes, mais il ne paraît pas que le diagnostic d'affection professionnelle ait été fait, car on négligea
de demander au malade quelle était sa profession.

Depuis 1885, le malade a cessé de préparer les fruits confits et
se livre, dans les ateliers de confiserie, à des manipulations inof-
fensives comme homme de peine. Peu à peu, les lésions ont disparu et aujourd'hui on constate l'état suivant. D'une façon générale, il existe une saillie un peu plus marquée que normalement
au niveau du derme sus-unguéal sur l'index et le médius droit
notamment. Les ongles sont incurvés un peu comme l'ongle
hippocratique et présentent une surface assez régulière, mais où
les cannelures longitudinales sont marquées. Les trois doigts du
milieu à la main droite sont légèrement déformés à leur extrémité en forme de massue aplatie. Ces caractères sont bien moins
marqués à la main gauche. L'affection a mis plus d'un an à disparaître alors que le malade avait cessé de se livrer à son travail
habituel. Actuellement, il se félicite de n'avoir plus à se livrer
aux manipulations de la fabrication des fruits confits. Il dit en
avoir beaucoup souffert.

OBSERVATION VIII

Communiquée par M. le docteur Albertin.

Pont., Alfred, 35 ans, ouvrier confiseur depuis 16 ans. Atelier River, rue Tronchet. Cet ouvrier a cessé depuis longtemps de préparer des fruits confits.

Il y a six ans environ, il présente du côté du médius et de l'annulaire de la main droite un gonflement de la région correspondant à la racine de l'ongle. En même temps les ongles avaient une couleur noirâtre, se brisaient facilement au niveau de leur bord libre. La reprise du travail au début de la journée provoquait une cuisson vive, une douleur assez accusée pour que l'ouvrier eut quelque appréhension à plonger la main dans les bassines. La cessation du travail amenait la guérison des lésions, mais pendant trois ans elles reparurent chaque fois que l'ouvrier reprenait la fabrication des fruits confits.

Depuis trois ans environ, le malade a pris la profession de dragiste. L'onyxis a guéri ; actuellement il ne présente plus que l'usure du bord-libre de l'ongle et le tassement de la pulpe digitale qui sont les caractères des doigts de ces ouvriers. L'ongle a conservé une teinte rose accentuée ; il semble qu'il persiste un état congestif du dermo formant le lit de l'ongle. La déformation en spatule n'est marquée que sur le médius et l'annulaire de la main droite. Le malade n'a jamais eu recours comme traitement qu'à des onctions de pommade camphrée.

Il nous paraît logique d'établir le diagnostic rétrospectif d'onyxis et de périonyxis professionnels chez ce malade.

OBSERVATION IX

Communiquée par M. le docteur Sainclair.

Four., J., âgé de 37 ans. Bonne santé habituelle. Pas d'antécédents syphilitiques ni herpétiques. Au début de son apprentissage, cet ouvrier aurait eu du côté de trois doigts de la main droite des lésions inflammatoires que le malade dit avoir été des tournioles, mais qui ont duré un certain temps. A ce moment il maniait des sirops, préparait des fruits, des bonbons, et en présence de la localisation de l'affection à l'index, au médius et à l'annulaire et de la longue durée de l'affection, on peut croire que le malade a été atteint d'onyxis et de périonyxis. Depuis, le malade n'a plus eu de poussées inflammatoires du côté des régions unguéales, il a d'ailleurs pris des soins de propreté des doigts et des ongles pour éviter ces accidents. Il conserve actuellement le tassement et l'aplatissement de la pulpe digitale. La fabrication est d'ailleurs peu active c'est un patron travaillant pour lui seul et non un ouvrier occupé dans un atelier.

Nous avons cité cette observation à titre de diagnostic rétrospectif possible.

OBSERVATION X *(personnelle)*

Dant., V., 34 ans, ouvrier confiseur depuis 18 ans. a été employé aux différents travaux de l'atelier (atelier Riv., rue Tronchet). Il y a 9 ans, à la suite d'une saison d'été où il avait eu à faire des fruits en grande quantité, il a eu du côté du médius et de l'annulaire droit des phénomènes douloureux et inflammatoires. La description de ce qui s'est passé à cette époque nous permet d'établir, là encore, le diagnostic d'onyxis et de périonyxis professionnels. En effet, suivant le malade, la racine de l'ongle, c'est-à-dire la région correspondant au derme sus-unguéal aurait augmenté de volume et serait devenu douloureuse. En même temps, les ongles se déchaussaient et il se produisait un suintement séro-purulent sous le pourtour de la sertissure cutanée de l'ongle. Cette affection a duré plusieurs mois, a disparu lorsque le malade a cessé de préparer les fruits. Il n'a fait aucun traitement, n'a jamais cessé de travailler. Actuellement, le médius présente un peu la déformation en spatule. Les ongles sont usés, noirâtres sur les parties latérales ; il n'existe pas de lésions appréciables du côté des parties molles péri-unguéales des doigts.

OBSERVATION XI *(personnelle)*

Dum., Charles, 38 ans, voyageur chez M. B..., confiseur, avenue de Saxe, était ouvrier confiseur il y a quelques années, avant de devenir placier. Il y a six ans cet employé, occupé à la fabrication des fruits, a eu des accidents inflammatoires du côté du pouce, du médius et de l'annulaire droits, se traduisant par de

la rougeur, de la tuméfaction douloureuse de la région péri-
unguéale. En même temps, l'ongle s'effritait, s'en allait par
morceaux. Cette affection a duré assez longtemps, a guéri lentement et s'est reproduite la saison suivante au moment de la
grande activité du travail.

Le malade a été obligé de cesser de préparer des fruits d'une
façon assidue. Peu à peu les lésions ont disparu; depuis que cet
ouvrier est voyageur de commerce; il n'a plus rien observé du
côté des doigts. C'est d'ailleurs la seule affection cutanée qu'il
ait jamais présentée.

Actuellement on observe une certaine convexité des ongles
dans le sens longitudinal. Déformation en spatule peu appréciable.

OBSERVATION XII *(personnelle)*

All., Jean, 32 ans, ouvrier confiseur depuis six ans dans l'atelier Riv., rue Tronchet.

Pas d'antécédents syphilitiques ni herpétiques. Bonne santé
habituelle. Cet ouvrier est depuis quatre ans préposé à la préparation des fruits confits. Dès la première année, il a éprouvé des
phénomènes douloureux du côté des extrémités des doigts. C'est
sur le médius droit qu'ont débuté les accidents inflammatoires,
c'est d'ailleurs sur ce doigt qu'ils ont évolué avec la plus grande
intensité.

Au début, sensation de chaleur à l'extrémité de l'index et du
médius droit, puis léger gonflement du pourtour de l'ongle surtout au niveau de la racine où existait une tuméfaction douloureuse et très saillante. Les ongles ont subi de profondes altérations, surtout l'ongle du médius qui aurait été complètement
renouvelé trois fois de suite en deux ans

Le malade nous décrit ainsi la chute de l'ongle: le bord libre
se casse, s'émiette ; l'ongle se crevasse, s'épaissit dans sa moitié
antérieure et s'en va par morceaux, de sorte qu'à certains moments la plus grande partie du lit de l'ongle est presque complètement à découvert, mais cette chute partielle de l'ongle s'est
faite par morcellement.

Il y a trois ans, au moment du gros travail, en août, le malade
a été obligé d'interrompre ses occupations pendant quinze jours;
à cette époque a eu lieu une chute partielle de l'ongle.

Pendant trois années de suite, cet ouvrier a eu des poussées
d'onyxis et de périonyxis au moment où il se livrait activement

à la préparation des fruits. Actuellement encore il porte la trace
de ces phénomènes inflammatoires antérieurs. Le bourrelet en
croissant est assez marqué sur le médius et l'index droit. Le déchaussement de l'ongle est peu marqué ; il y a de nombreuses
crevasses sur la surface épidermique qui entoure l'ongle.

Il y a un léger suintement surtout au niveau de la matrice
unguéale du médius, mais c'est fort peu de chose en comparaison
de ce que le malade a observé il y a quatre ans environ. Il y avait
alors à ce niveau une sécrétion séro-purulente assez abondante.

La surface des ongles de tous les doigts est rugueuse, dépolie,
mais à part l'usure manifeste du bord libre qui est légèrement
craquelé, les altérations unguéales ne sont pas très accusées. Le
malade nous fait remarquer que les lésions s'accusent déjà depuis
le mois de juillet ; à la fin du mois d'août nous dit-il, elles seront
bien plus marquées car le travail est en pleine activité.

Le médius présente assez nettement la déformation en spatule.
Les douleurs sont peu vives actuellement ; le malade souffre le
matin en se mettant à son travail, mais continue à se livrer à ses
occupations habituelles.

OBSERVATION XIII *(personnelle)*

Dur... (voir obs. V). Nous avons pu examiner de nouveau le
malade vu par M. Albertin et dont l'observation est citée plus
haut ; nous croyons devoir donner, sous la forme d'une dernière
observation, le résultat de notre examen. Il y a un an le malade
portait des lésions très accusées sur le pouce, le médius et l'annulaire de la main droite. Il offrait à ce moment un type parfait
de la main de l'ouvrier confiseur atteint d'onyxis et de périonyxis professionnels. La saison d'août 1888, pendant laquelle il
manipula beaucoup de fruits, étant terminée, les lésions s'atté-
nuèrent. Utilisant les conseils qui lui avaient été donnés, Dur...
prit soin à cette époque de faire soigneusement des ablutions,
après son travail et chaque soir, il faisait sur les régions malades
des onctions avec de la vaseline boriquée. En octobre la guérison
était presque complète, il persistait cependant un peu de déchaussement de l'ongle de l'annulaire. En décembre l'ouvrier se mit
à préparer des oranges, des chinois et il attribua à cette préparation la récidive de l'affection qui s'est faite exclusivement sur
l'annulaire, probablement à cause de la non-disparition complète
des lésions au moment où l'ouvrier s'est remis au travail.

Actuellement l'annulaire présente un beau type de doigt de confiseur.

Nous ne ferons que rappeler les caractères types décrits dans les premières observations. Bourrelet en croissant péri-unguéal, rougeur de cette saillie qui est douloureuse à la pression, déchaussement de l'ongle qui est bossué, inégal, vallonné, tous ces symptômes locaux sont très nets. En appuyant sur le bourrelet en croissant au niveau du derme sus-unguéal, on fait sourdre à la surface de l'ongle au niveau du bord libre de la sertissure épidermique de petites gouttelettes d'un liquide blanchâtre séropurulent. Le malade souffre notablement pendant le travail ; le moindre heurt provoque une douleur vive lancinante.

Les autres doigts antérieurement malade sont bien guéris ; ils conservent la déformation en spatule, surtout le médius qui présente un élargissement manifeste de son extrémité.

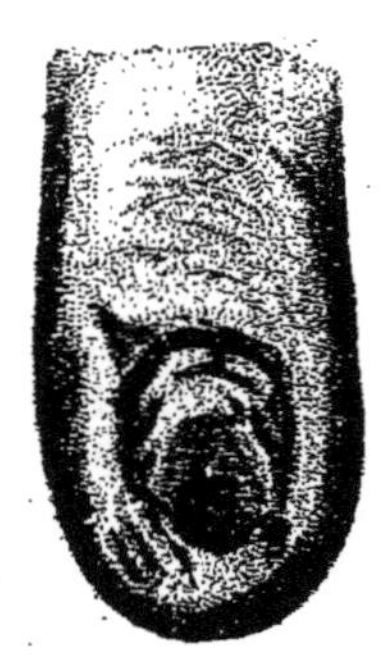

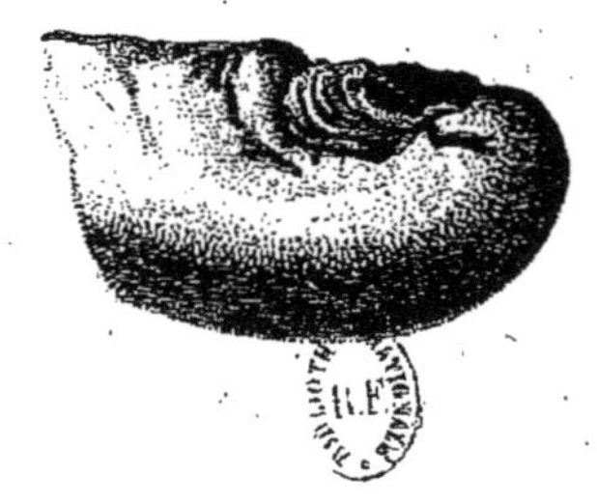

Mal des Confiseurs   *Obs.1*

CONCLUSIONS

Nous avons décrit une affection professionnelle spéciale à certains ouvriers confiseurs, que nous proposons d'appeler *Mal des Confiseurs*.

Cette affection est le résultat des manipulations professionnelles et de l'action des sucs acides des fruits et des sirops de sucre sur les extrémités digitales.

Elle est caractérisée par des lésions inflammatoires du côté des tissus péri-unguéaux et par des altérations des ongles, faits qui nous autorisent à considérer cette affection comme une variété *d'onyxis et de périonyxis professionnels*.

Ces lésions et les déformations qui les accompagnent impriment aux doigts malades des caractères professionnels distinctifs.

Les notions acquises permettront de différencier cette affection de l'onyxis syphilitique avec lequel elle a quelques points cliniques communs.

Des mesures prophylactiques d'hygiène, un traitement approprié peuvent prévenir, atténuer et même faire disparaître les lésions.

Lyon. — Impr. J. GALLET, rue de la Poulaillerie, 2.

www.ingramcontent.com/pod-product-compliance
Ingram Content Group UK Ltd.
Pitfield, Milton Keynes, MK11 3LW, UK
UKHW020945120726
13693UKWH00004B/1541